APERÇU

SUR LES COURS

D'ANATOMIE CLASTIQUE,

A LA PORTÉE DES GENS DU MONDE,

A L'AIDE DES PRÉPARATIONS D'ANATOMIE CLASTIQUE

DU DOCTEUR AUZOUX,

Par le docteur Lapelouse,

A L'USAGE DES ÉLÈVES DE MARSEILLE, DE NIMES ET DE MONTPELLIER
QUI ONT SUIVI SES COURS.

Itaque, ista naturæ rerum contemplatio, quamvis non faciat medicum, aptiorem tamen medicinæ reddit
(*Corn., Cels. præfat.*)

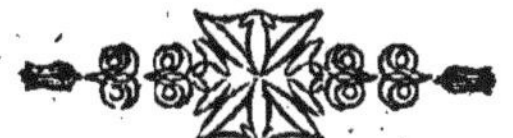

NIMES,

IMPRIMERIE DE VEUVE GAUDE,

Boulevart Saint-Antoine, 9.

1846.

APERÇU

SUR LES COURS

D'ANATOMIE CLASTIQUE,

A LA PORTÉE DES GENS DU MONDE,

A L'AIDE DES PRÉPARATIONS D'ANATOMIE CLASTIQUE

DU DOCTEUR AUZOUX,

Par le docteur Laprelouse,

A L'USAGE DES ÉLÈVES DE MARSEILLE, DE NIMES ET DE MONTPELLIER
QUI ONT SUIVI SES COURS.

> Itaque, ista naturæ rerum contemplatio, quamvis non faciat medicum, aptiorem tamen medicinæ reddit.
>
> (*Corn. Cels. præfat.*)

NIMES,

IMPRIMERIE DE VEUVE GAUDE,

Boulevart Saint-Antoine, 9.

1848.

AVANT-PROPOS.

Si l'étude de l'homme physique a été jusqu'à ce jour négligée, par ceux qui n'y sont point appelés par une nécessité de profession, il ne faut point l'attribuer à ce que cette science est dépourvue d'intérêt, mais au dégoût qu'inspirent toujours les dissections anatomiques, et à l'impuissance des moyens employés jusqu'ici pour y suppléer. Comment, en effet, supposer que dans un siècle, où l'attention paraît se porter avec tant d'ardeur sur tout ce qui a rapport à la connaissance de l'homme moral, on puisse se montrer indifférent à l'étude de l'homme physique.

L'anatomie nous montre les organes, nous en fait connaître la forme, la situation, les rapports, la texture; la physiologie nous en dévoile le jeu et le mécanisme : l'une est la science de l'organisation; l'autre, la connaissance des phénomènes dont l'ensemble constitue la vie.

Jusqu'alors, renfermée dans l'enceinte des écoles de médecine, l'étude de l'anatomie paraissait n'avoir d'autre utilité que d'enseigner ce qu'il y avait à faire ou à éviter pour conserver la santé, apprécier la gravité d'une blessure et fournir les moyens d'y remédier.

Si sous ce rapport l'anatomie était utile aux médecins et aux chirurgiens, est-elle moins utile :

Au *philosophe*, qui doit connaître l'homme moral et les besoins qui le font agir;

Au *magistrat*, qui doit examiner l'auteur d'un crime; qui, pour diriger son enquête, n'a souvent d'autre indice que la forme et l'aspect de la blessure, la profondeur et la direction de la plaie;

Au *jury*, qui est appelé à prononcer sur la gravité du crime, à décider si la blessure est le fait d'un suicide, d'une simulation de meurtre ou d'un assassinat;

Au *législateur*, appelé à la confection des lois qui intéressent la sûreté et la salubrité publique;

A *l'agent* de la force publique, chargé de l'exécution des lois;

A l'*officier* de terre ou de mer, s'il sait que, par la simple application du doigt sur le trajet d'une artère, il peut arrêter presque toutes les hommoragies d'un membre.

On conçoit difficilement que cette science, d'une application si large, ne soit point encore généralement adoptée dans l'enseignement universitaire. Tel était le vœu, cependant, de *Montesquieu, Bossuet, Demarsais*, et de tous ceux qui se sont le plus occupés de l'instruction publique... On le conçoit difficilement, surtout, en pensant qu'à l'aide de l'anatomie clastique, on peut, sans dégoût et en quelques séances, acquérir, sur cette science, des connaissances générales et toujours utiles.

A une époque où toutes les intelligences sont avides de connaissances variées, et se portent surtout vers les sciences d'observation, il serait superflu de faire sentir l'importance des connaissances physiologiques; et il n'est permis à personne, qui s'occupe de science, d'ignorer celle-ci entièrement.

ANATOMIE CLASTIQUE.*

DU DOCTEUR AUZOUX.

DESCRIPTION SUCCINCTE DE TOUS LES ORGANES QUI ENTRENT DANS LA COMPOSITION DU CORPS HUMAIN,

Explication des principaux phénomènes de la vie,

DIGESTION, RESPIRATION, CIRCULATION, SÉCRÉTION, INNERVATION, ETC.,

ENVISAGÉS D'UNE MANIÈRE GÉNÉRALE.

LA machine animale se divise en *os*, *muscles*, *artères*, *veines*, *nerfs* et *viscères*.

Les os sont les parties les plus dures, les plus solides de cette machine; leur assemblage forme ce que l'on appelle le squelette, espèce de charpente qui supporte les parties molles dans l'état frais. Ces os sont unis entre eux par des fibres ligamenteuses qui leur permettent de se mouvoir les uns sur les autres; un bourrelet élastique appelé *cartilage*, revêt les surfaces articulaires dans l'articulation, et une espèce de poche, dite *capsule synoviale*, continuel-

* De Κλαω *(Klao)*, rompre, briser, c'est-à-dire modèles d'anatomie composés de pièces solides, qui peuvent aisément se monter et demonter, s'enlever une à une, comme dans une véritable dissection. Ces modèles, reproduisant jusqu'aux plus petits détails toutes les parties qui entrent dans la composition du corps humain, peuvent suppléer aux cadavres.

lement humectée d'un liquide onctueux, favorise le frottement de ces surfaces articulaires.

Les muscles sont des masses fibreuses, rouges, mollasses; succeptibles de contraction et de relâchement, répandues dans presque toute la machine animale. Ils forment ce que l'on appelle le *maigre* des viandes que l'on sert sur nos tables. Si ces viandes ont été soumises à une longue coction, et que nous essayons de les couper transversalement, nous les voyons se séparer sous le tranchant de l'instrument en forme de filaments susceptibles d'une division extrême; ces filaments ont reçu le nom de *fibres musculaires;* examinées plus attentivement, ces fibres présentent des zigzags, d'où résulte pour elles la possibilité de s'allonger et de se raccourcir; ces fibres divisibles à l'infini, s'unissent les unes aux autres, forment des faisceaux; ces faisceaux réunis présentent des masses, ce sont les muscles. Ces muscles, dont les formes sont très variées, tantôt sont creux, et les fibres qui les composent, courbées sur elles-mêmes se rejoignent par leurs extrémités, forment des espèces d'anneaux, comme dans le cœur et les intestins; tantôt disposés longitudinalement, ils s'étendent d'une partie à l'autre de la machine, s'insèrent à deux os différents, et par leur contraction amènent le déplacement des diverses pièces du squelette : de là les mouvements si nombreux, si variés, de toutes les parties du corps.

Si nous devions nous occuper des muscles, il nous

serait facile de faire comprendre le mode d'action de chacun d'eux et de dire, par exemple, comment le faisceau musculaire que l'on désigne sous le nom de *deltoïde*, s'implantant d'une part au sommet de l'épaule, d'autre part au côté externe de l'os du bras, par sa contraction porte le bras en dehors; comment cet autre faisceau que l'on appelle *grand pectoral*, s'implantant à la partie antérieure de la poitrine, et d'autre part à la partie antérieure de l'os du bras, porte le bras en avant; comment ce *grand dorsal*, qui d'une part s'implante à l'épine dorsale, aux os du bassin, et par son autre extrémité à l'os du bras, porte ce membre en bas et en arrière. Déplaçant et remettant en place sous vos yeux les 130 parties qui entrent dans la composition d'un des modèles d'anatomie clastique, appelant votre attention sur les 1,115 objets de détail qui s'y trouvent reproduits, il nous serait facile de vous en faire comprendre les usages.

Les parties blanches, resplendissantes, qui terminent les fibres musculaires, et par lesquelles les muscles s'implantent aux os, ont reçu le nom d'*aponévrose* si elles sont terninées en nappe, de *tendon* si cette terminaison se fait sous forme de corde, qu'il ne faut point confondre avec les nerfs.

Les nerfs sont des cordons blancs qui viennent le plus ordinairement du cerveau ou de la moëlle épinière, et qui vont se distribuer à toutes les parties du corps; leur forme est cylindrique et leur grosseur peu considérable ; ils se divisent en branches, en rameaux, en filets, qui se subdivisent en filaments tellements ténus, que l'œil le plus exercé, armé de la loupe la plus forte, ne peut les suivre : les nerfs, ramifiés à l'infini dans tous nos tissus, transmettent au cerveau les impressions reçues par les différentes parties du corps, ou aux différentes parties du corps la volonté du cerveau.

Si l'on coupe un cordon nerveux en travers, ou si l'on exerce sur lui une compression suffisante pour intercepter toute communication entre le cerveau et la partie à laquelle il se distribue, il y a *paralysie*, c'est-à-dire, que la volonté du cerveau cesse d'être transmise aux parties éloignées, et que les impressions reçues par ces parties ne sont plus rapportées à cet organe.

Vous en aurez la preuve, si vous voulez vous rappeler ce qui arrive lorsque, mal placé sur une chaise, vous comprimez entre le pied de la chaise, et l'*ischion*, ce gros cordon nerveux, appelé *nerf sciatique* qui se distribue au membre inférieur; d'une part les muscles de la jambe cessent d'être soumis à notre volonté, et les impressions reçues par la jambe ne sont plus rapportées au cerveau.

Les *veines* sont des vaisseaux destinés à rapporter le sang de toutes les parties du corps vers le cœur, les *artères*, au contraire, portent le sang du cœur à toutes les parties du corps. On est dans l'usage, dans les préparations anatomiques, pour rendre ces vaisseaux plus sensibles à l'œil, d'injecter de la cire rouge dans les artères et de la cire bleue dans les veines. Dans l'état naturel, il y a peu de différence entre les artères et les veines: les tuniques des veines sont plus minces et d'une teinte bleuâtre, parce que ces vaisseaux contiennent toujours du sang noir; les artères ont des tuniques plus épaisses, plus blanches; coupées en travers, l'ouverture reste béante; sur leur trajet on remarque des mouvements de contraction et de dilatation.

Les artères, les veines, les nerfs se ramifient à l'infini dans tous nos tisssus; si un point de nos tissus, quelque petit qu'on le suppose, cesse de recevoir du sang, il est frappé de *gangrène*; un instrument quelque acéré que nous le supposions, introduit dans un point qnelconque d'un organe, blesse une fibrille artérielle ou veineuse puisqu'il y a effusion de sang, et en même temps un nerf puisqu'il y a douleur.

Les *viscères* sont des organes dont la structure est plus ou moins composée, et qui sont le plus ordinairement logés dans une des trois grandes cavités du corps. Ces trois grandes cavités sont la tête la poitrine et le bas ventre.

Dans la tête, outre le cerveau, etc, qui est renfermé dans le crâne, nous trouvons les organes de la vue, de l'ouïe, de l'odorat, du goût, et la plupart de ceux qui servent à la déglutition.

La poitrine est cette grande cavité formée latéralement par les côtes et inférieurement par le diaphragme ; c'est une espèce de cage osseuse et membraneuse, dans laquelle sont renfermés les organes qui servent à la circulation et à la respiration.

Le bas ventre est toute la partie comprise entre le diaphragme et le bassin. C'est la cavité la plus considérable du corps ; elle renferme la plus grande partie des organes qui servent à la digestion. Après cet exposé rapide des différents organes, il me reste à vous dire d'une manière générale leurs usages et l'ordre dans lequel ils coopèrent à telle ou à telle fonction.

DIGESTION. — Commençant par la bouche, je vous dirai comment les aliments portés dans la bouche sont broyés par les dents (trituration), mouillés par la salive, *insalivation*, et portés dans l'arrière-bouche par un mouvement de la langue, *déglutition* ; ils cheminent dans l'œsophage, pour arriver dans l'estomac ; tombés dans cette poche, ils s'y accumulent, la remplissent, y séjournent un temps plus ou moins long, et alors commence la digestion stomacale, *chymification* ; c'est-à-dire, que les aliments liquides ou solides arrivés dans cette poche sont soumis à une nouvelle division, à un véritable broiement, et transformés en une pâte homogène que l'on appelle *chyme* ; alors ils franchissent l'ouverture pilorique pour arriver dans l'intestin grêle.

Pour que cette pâte soit changée en chyme, il ne suffit pas que, par les contractions répétées des parois de l'estomac, les aliments soient broyés comme dans un mortier ; il faut encore qu'ils soient mêlés avec un liquide particulier secrété par les parois de l'estomac, et appelé *suc gastrique*.

C'est alors seulement que le pylore, espèce de portier, livrera passage aux aliments ; si le mélange n'est pas complet, le pylore refusera le passage et l'estomac se contractant avec plus de force, les rejettera par le vomissement. Les aliments bien assimilés, changés en chyme, parcourent l'intestin grêle, énorme tube, dont la longueur, dans l'homme, égale huit fois celle du corps ; espèce d'alambic destiné à séparer la masse chymeuse en deux parties, une partie excrémentitielle appelée *fèces*, qui est rejetée au dehors après avoir séjourné un temps plus ou moins long dans le gros intestin que l'on appelle *côlon*, et une autre partie que l'on appelle *chyle*. Le chyle est un liquide blanc qui se sépare de la masse chymeuse et se dépose sur les parois de l'intestin à mesure que la pâte alimentaire chemine dans l'organe ; mais pour que cette opération puisse avoir lieu (*chylification*) il faut que de la bile sécrétée par le foie, que du suc pancréatique, élaboré par le pancréas, soient versés dans l'intestin, mélangés avec le chyme, et c'est alors seulement que la séparation à lieu ; alors le chyle, déposé sur les parois de l'intestin, est absorbé par des milliers de petits vaisseaux que l'on appelle chylifères, et déposé dans des vaisseaux plus gros, qui se réunissant tous ensemble après avoir formé des renflements que l'on appelle ganglions, donnent naissance à cette tige principale, au devant de la colonne vertébrale, que l'on appelle *canal torachique*. Celui-ci remontant de l'abdomen jusqu'à la partie supérieure de la poitrine, verse le chyle dans la veine sous-clavière gauche. Mélangé avec le sang, le chyle arrivera au cœur, sera poussé de là dans le poumon, et mis en contact avec l'air; il deviendra alors du véritable sang qui, porté dans toutes les parties du corps, servira à l'entretien de la vie.

Pour vous faire comprendre comment ce sang est mis en contact avec l'air, il me faudra vous montrer tous les organes qui servent à la respiration.

Appareil, pulmonaire. — J'appellerai votre attention sur les cavités des fosses nasales et de la bouche, qui donnent passage à l'air; sur le *larynx*, espèce de boîte qu'on remarque au devant du cou, et vulgairement appelée Pomme d'Adam. Le larynx fait suite à la bouche et donne naissance à ce conduit semi-cartilagineux que l'on appelle *trachée artère*. En arrivant aux poumons, la trachée artère se divise en deux grosses branches ou *Bronches*, une pour chaque poumon; arrivée dans le poumon, chaque bronche se divise et subdivise en un grand nombre de vaisseaux blancs, qui parviennent à un degré de ténuité tel, que l'œil ne peut plus les suivre; mais quelques petits qu'on les suppose, ces vaisseaux doivent se terminer par quelque chose: ce quelque chose, nous ne le connaissons pas; mais on croit que ce sont de petites vésicules, que nous ne pouvons mieux comparer qu'aux feuilles qui terminent les branches des arbres. L'ensemble de ces vésicules forme ces deux masses de chair molle que nous appelons *poumons*, et que le vulgaire appelle *Mou*.

Respiration. — L'air pénétrant par la bouche et les fosses nasales, traversera l'arrière-bouche et le larynx, cheminera dans la trachée-artère, dans les bronches, et sera mis en dépôt dans les vésicules pulmonaires : à chaque inspiration ces vésicules se remplissent, à chaque expiration elles se vident. De là le double mouvement d'inspiration et d'expiration dont se compose la respiration.

L'air qui s'introduit dans nos poumons contient 1|5 d'oxigène; l'air qui en sort en contient infiniment moins : c'est que, arrivé dans les vésicules pulmonaires, il a été mis en contact avec le chyle et le sang veineux, et leur a cédé une partie de son oxigène.

Appareil de la Circulation. — Je devrai vous montrer comment le sang est porté au poumon, ce qui me sera facile en appelant votre attention sur la disposition de ces nombreux vaisseaux que l'on appelle veines ; ces veines prennent naissance dans tous nos tissus par des milliers de racines que l'œil ne peut apercevoir, et se réunissant, forment des rameaux, des branches, des troncs, qui aboutissent à l'oreillette droite du cœur. Un de ces troncs, que l'on appelle *veine cave supérieure*, reçoit tout le sang qui revient de la tête et des extrémités supérieure ; l'autre que l'on appelle *veine cave inférieure*, reçoit tout le sang qui revient des membres et de la partie inférieure du tronc. Vous verrez comment cette oreillette droite communique avec cette autre cavité inférieure du cœur que l'on appelle ventricule; comment ce ventricule donne naissance à une grosse artère, *artère pulmonaire*, qui, comme la trachée artère, se divise en deux grosses branches; comment celles-ci se ramifient à l'infini, et arrivées au plus haut degré de ténuité, s'ouvrent dans les petites vésicules où l'air était mis en dépôt.

Circulation pulmonaire. — Il me sera facile de vous faire comprendre comment le sang privé, d'oxigène, rapporté de toutes les parties du corps, est versé dans l'oreillette droite, de celle-ci dans le ventricule droit; poussé ensuite par l'artère pulmonaire, et, pénétrant dans les divisions infinies de cette artère, il arrive à la vésicule pulmonaire, où il est mis en contact avec l'air; là, dans cette poche inapercevable, il se fait une opération chimique: le sang, qui était noir, s'empare de l'oxigène de l'air et devient rouge. L'air dépouillé de son oxigène, se charge de l'acide carbonique qui était contenu dans le sang et lui donnait sa teinte noire; d'où il résulte que l'air qui s'introduit dans nos poumons contient de l'oxigène, et celui qui en sort de l'acide carbonique.

Si l'air que nous respirons ne contient pas d'oxigène, le sang reste noir; c'est l'asphyxie.

Le sang oxigéné, nous avons dit, devient rouge

(hématose); alors repris par ces innombrables racines rouges qu'on appelle *veines pulmonaires*, qui sortent de chaque poumon par deux gros troncs veineux, le sang est versé dans la cavité gauche du cœur, d'abord dans l'oreillette gauche, puis dans le ventricule gauche, qui le pousse dans cette grosse artère que l'on appelle *aorte*.

Pour vous montrer comment se fait le déplacement du sang, comment il arrive dans toutes les parties de la machine animale pour être repris par les veines, j'appellerai votre attention sur la disposition de ce cœur que je partage en deux moitiés : l'une, que l'on pourrait appeler cœur droit, et l'autre cœur gauche. Chaque cœur présente deux cavités : l'une, supérieure, que l'on appelle oreillette, et l'autre, inférieure que l'on appelle ventricule. Vous remarquerez, à l'ouverture qui fait communiquer l'oreillette avec le ventricule, une membrane, disposée de telle manière que le sang, une fois arrivé dans le ventricule, ne peut refluer dans l'oreillette. A l'ouverture des artères dans les ventricules, vous remarquerez une membrane, disposéee en sens inverse, c'est-à-dire, que les bords de cette espèce de soupape sont tournés en haut de telle manière, que le sang arrivé dans ces artères, ne peut revenir dans les ventricules. Cette disposition bien comprise, rien ne sera plus facile que de vous expliquer comment le sang, rapporté des poumons par les quatre troncs veineux, sera versé dans l'oreillette gauche descendra dans le ventricule gauche, du ventricule dans l'artère aorte, sans que le sang puisse refluer du ventricule dans l'oreillette, ni de l'artère aorte dans le ventricule, à cause de la disposition des valvules. Chaque pulsation du ventricule gauche poussera donc une nouvelle colonne de sang dans l'aorte. Cette artère fournissant des branches à la tête, aux membres et à toutes les parties du corps, le sang arrivera de proche en proche jusqu'aux dernières divisions de cette artère, pour être repris par les veines et rapporté au cœur.

Nous avons vu que dans le poumon, le sang, de noir qu'il était, devenait rouge ; ici c'est tout tout le contraire, de rouge le sang devient noir, c'est-à-dire, qu'il perd son oxigène et se charge d'acide carbonique. Comment s'opère ce changement?... voilà ce qui n'est point encore bien connu ; on suppose que les artères arrivées à leur dernier degré de division, s'abouchent avec les radicules veineuses, qu'au point de communication des artères et des veines il existe une espèce de crypte, véritable laboratoire de chimie, qui aurait la propriété de changer la condition du sang en le débarrassant de son oxigène et lui cédant de l'acide carbonique; non-seulement en passant à travers ce crypte, le sang, de rouge qu'il était, devient noir et est repris par les veines, mais une certaine quantité de sang reste dans ce crypte et se métamorphose en un liquide particulier, qui dans les granulations de la peau, est changé en transpiration, dans le foie, en bile, dans les reins en urine, dans les *glandes mammaires, en lait*, dans les *glandes salivaires, en salive* etc.; de là, la diminution de la masse du sang qu'il nous faut réparer par du chyle, produit de notre digestion. Tout le secret pour entretenir la santé serait de maintenir l'équilibre entre les recettes es et les dépenses, et de faire que le sang se répartit également partout.

Appareil nerveux. — Cet appareil se compose du cerveau qui est contenu dans le crâne, et de la moëlle épinière renfermée dans la colonne vertébrale. Du cerveau et de la moëlle épinière partent des cordons nerveux qui s'échappent par les ouvertures que présentent le crâne et la colonne vertébrale, pour se porter de là dans toutes les parties du corps, en se ramifiant à l'infini dans tous nos tissus; ainsi, du cerveau partent les nerfs qui vont se distribuer aux fosses nasales, pour servir à *l'odorat;* aux yeux, pour servir à la *vision;* à l'oreille, pour servir à *l'audition;* à la langue, pour servir au *goût*. De la moëlle épinière vous voyez s'échapper de gros cordons nerveux qui vont se distribuer au cou, aux bras, aux parois du tronc, aux membres inférieurs. Tous ces nerfs se présentent d'abord sous forme de cordons blancs, se divisent en branches, les branches en rameaux, les rameaux en ramuscules, et ils arrivent, en s'épanouissant dans nos tissus, à un degré de division tel que l'œil ne peut plus les suivre. Si un corps quelconque vient à toucher un de ces filets nerveux, l'impression reçue est aussitôt portée au cerveau par le cordon nerveux ; le cerveau combine, apprécie l'importance de cette impression, et aussitôt donne l'ordre à telle où telle partie d'agir. C'est ainsi qu'une aiguille introduite dans la peau du pied produit une impression qui, au moyen de ce gros cordon nerveux, appelé *nerf sciatique*, est transmise à la moëlle épinière, et par suite au cerveau ; cet organe apprécie l'importance de cette blessure, et aussitôt, au moyen des nerfs qui se portent aux muscles du bras, le cerveau donne l'ordre à tel ou tel muscle d'agir pour retirer l'aiguille. Sûrement les cordons nerveux servent à transmettre les impressions, car si on coupe transversalement celui qui va se distribuer à la partie que je suppose blessée, on pourra impunément déchirer la peau de cette région sans que le cerveau en ait la conscience ; si au contraire on coupe le cordon nerveux qui se ramifie dans les muscles du bras, l'impression perçue par le pied sera rapportée au cerveau ; mais les muscles de la main, n'ayant plus de communication avec le cerveau, seront dans l'impossibilité d'agir. En supposant une section de ce gros nerf qui se distribue à tout le membre inférieur (*nerf sciatique*), il y aura paralysie du pied et de la jambe. Si vous supposez des sections pratiquées à différentes hauteurs de la moëlle épinière, toutes les parties placées au-dessous, n'étant plus en communication avec le cerveau, seront paralysées. De là les paralysies de la moitié inférieure du corps (paraplégie), ou de tout un côté seulement (hémiplégie), si un seul côté de la moëlle a été détruit.

Vous montrant ces cordons nerveux qui vont se distribuer à toutes les parties du corps, et s'épanouir dans tous nos tissus, il me sera facile de vous faire comprendre comment ces nerfs, se ramifiant à l'infini dans la peau, forment dans sa texture une espèce de trame dont les mailles sont tellement rapprochées, qu'il n'est pas possible de porter sur la peau la pointe d'une aiguille, sans toucher un filet nerveux ; il me sera facile, dis-je, de vous faire comprendre que si l'épiderme qui recouvre cette peau est mince, la moindre impression sera transmise au cerveau ; de là le *toucher*, d'autant plus parfait que ses filaments nerveux seront plus rapprochés les uns des autres, que la peau qui les recouvre sera plus mince, que la surface tactile présentera plus de développement à l'action des corps agissants.

Vous montrant la disposition de la langue ; des filets nerveux se distribuent dans la peau qui la recouvre, il me sera facile d'expliquer comment des parcelles de corps savoureux, heurtant les papilles nerveuses, une impression est transmise au cerveau, qui l'apprécie et la reconnaît pour être celle à laquelle on a donné le nom d'acide, de sucrée, de là, le *goût;* il sera bien démontré que plus la peau qui recouvrira ces nerfs sera mince, plus les filets nerveux seront multipliés, plus le goût sera parfait.

Il en sera de même de l'odorat : vous montrant ce cordon nerveux, qui vient du cerveau et qui se ramifie à l'infini dans l'espèce de peau (*membrane pituitaire*) qui tapisse les fosses nasales, il me sera facile de vous faire comprendre que si l'air qui s'introduit par ces cavités est chargé de quelque parcelle odorante, cette parcelle heurtera un de ces filets nerveux, produira une impression qui sera transmise au cerveau, appréciée et reconnue par lui pour être celle à laquelle on donne le nom de camphre, de rose, etc.

Pour multiplier la surface tactile, la nature a inventé une espèce de charpente composée de lames osseuses, qu'elle a developpées de manière à former des sinus, des contours très multipliés auxquels on a donné le nom de *cornets ;* c'est sur ces cornets qu'elle a étendu cette peau sur laquelle se trouve l'épanouissement nerveux, il sera bien clair que plus ces cornets seront rapprochés les uns des autres, plus l'odorat devra être parfait, c'est-à-dire, plus il y aura de chance pour qu'une parcelle odorante, tenue en suspension dans l'air, heurte un des filets nerveux ; et nous verrons, en examinant les fosses nasales des différents animaux, que ceux chez lesquels ce sens est très développé, comme le chien, ont les lames osseuses tellement rapprochées qu'elles représentent une sorte de corps spongieux.

Pour le sens *de la vue*, un gros cordon nerveux, appelé nerf optique, s'étend du cerveau au globe de l'œil, et s'épanouit sous forme de membrane appelée *rétine*, cet épanouissement très mou, d'une texture très délicate, est soutenu par une charpente parfaitement transparente, appelée *corps vitré;* ce corps vitré ainsi désigné à cause de sa consistance, que l'on compare a du verre fondu, est presque rond, et forme la plus grande partie du globe dont il occupe la partie centrale ; c'est à travers ce corps vitré que passent les rayons lumineux pour impressionner la rétine, qui, au moyen du nerf optique, transmet les impressions au cerveau. Pour garantir du contact des corps extérieurs cette rétine si molle, si délicate, la nature a formé une seconde enveloppe, que l'on appelle *choroïde;* cette enveloppe, en forme de boîte membraneuse, est recouverte d'un enduit noir, et présente, à sa partie postérieure, un point de sa surface percé de milliers de petits trous, à travers lesquels passe le nerf optique pour former la rétine, et à sa partie antérieure, une ouverture que l'on appelle *pupille*, qui donne passage aux rayons lumineux. Comme la lumière au milieu de laquelle nous vivons, n'est pas toujours la même, qu'elle est plus ou moins vive, et que pour que la vision se fasse bien, il faut qu'il arrive toujours sur la rétine la même quantité de rayons lumineux, la nature a placé au pourtour de cette pupille un disque, un anneau, que l'on appelle *iris;* cet anneau, qui forme la partie colorée de l'œil, dilate où rétrécit l'ouverture de la pupille par sa contraction, et ne laisse ainsi entrer dans l'intérieur de l'œil, que la quantité de rayons lumineux suffisante pour que la vision soit nette.

Si la lumière est très-vive, l'ouverture se rétrécit et il ne pénètre qu'un petit nombre de rayons lumineux; si au contraire, la lumière est faible, l'ouverture s'agrandit, et il en pénètre une plus grande quantité. C'est ce qu'on peut remarquer chez certains animaux: chez les chats et chez d'autres animaux qui voient la nuit (nyctalopes), la pupille est considérablement dilatée. Les choses auraient pu en rester là; mais il aurait fallu, pour que la vision s'opérât, que tous les objets vinssent se placer vis-à-vis la pupille. Pour remédier à cet inconvénient, la nature a inventé une autre enveveloppe que l'on appelle *sclérotique:* cette boîte, plus résistante, fibreuse, quelquefois osseuse, d'un blanc resplendissant, présente un trou à sa partie postérieure pour le passage du nerf optique; à sa partie antérieure, elle est fermée par un segment de sphère transparent appelé *cornée*, et traversé par les rayons lumineux. Sur cette boîte solide, la nature a fixé des muscles, qui par leur contraction, font mouvoir l'œil dans tous les sens.

Pour concentrer un plus grand nombre de rayons lumineux, il existe, dans l'intérieur de l'œil, un corps diaphane en forme de lentille, appelé *cristallin:* cette lentille se trouve placée vis-à-vis la pupille; les rayons lumineux, obligés de traverser cette lentille pour arriver au nerf optique, se concentrent et tombent sur la rétine, réunis en un seul faisceau. Sa forme lenticulaire, sa densité plus grande, lui donnent la propriété de concentrer les rayons lumineux. Mais quelquefois il arrive que ce cristallin est trop épais, trop convexe ; dans ce cas, les rayons lumineux se concentrent trop tôt, il y a, *myopie* ; d'autrefois, il arrive qu'il n'est pas assez épais, et les rayons ne se réunissent pas assez tôt, il y a *presbytie ;* quelquefois ce cristallin perd sa transparence, alors il y a *cataracte*, cécité, parce que les rayons lumineux ne peuvent plus arriver au nerf optique. On remédie au mal en déplaçant ou en enlevant le cristallin : pour le déplacer, on introduit dans l'œil une aiguille recourbée, à l'aide de laquelle on saisit le cristallin pour en opérer l'abaissement ; si on opère par extraction, on pratique à l'œil une ouverture, *une boutonnière*, par laquelle on enlève le cristallin : dans ce cas, la concentration des rayons n'étant pas suffisante, on y supplée en plaçant à l'extérieur des lunettes à verres convexes.

Après vous avoir montré les parties qui entrent dans la composition du globe de l'œil, il me sera facile de vous expliquer comment, pour que la vision s'opère, c'est-à-dire, pour que l'impression des rayons lumineux arrive à la rétine, et soit transmise au cerveau, il faut d'abord, que la cornée soit transparente, que la pupille soit ouverte, que l'iris soit contractile, que le cristallin soit transparent, ni trop gros ni trop petit, que le corps vitré puisse être traversé par les rayons lumineux, que la rétine et le nerf optique soient intacts.

Quant à l'audition, j'aurai besoin de toute votre attention pour vous faire comprendre comment un nerf, que l'on nomme *nerf accoustique*, devient, par son épanouissement, accessible aux ondes sonores, et transmet au cerveau les impressions produites par l'ébranlement des molécules de l'air.

Pour les autres sens, nous avons vu que la nature avait pris soin d'épanouir la pulpe nerveuse de manière à présenter la plus large surface possible à l'action des corps extérieurs. Pour le *toucher*, elle a épanoui sa pulpe nerveuse dans la peau, espèce de nappe d'une énorme étendue; pour l'*odorat*, elle s'est servie d'une charpente osseuse (*cornets*); pour la *vision*, d'une charpente transparente (corps vitré); pour l'*audition*, c'est dans l'eau, un des corps les plus divisibles, qu'elle a épanoui son nerf; nous savons que les sons se transmettent par l'ébranlement des molécules de l'air; cet ébranlement, transmis aux molécules d'eau, heurte les filets nerveux, tenus comme en suspension dans ce liquide, et produisent des impressions qui sont transmises au cerveau, et appréciées par lui.

Voici le moyen que la nature a employé pour contenir cette eau : dans une portion des os du crâne que l'on appelle le rocher, elle a fabriqué des espèces de conduits ; ces conduits, comme vous le voyez, sont repliés sur eux-mêmes ; trois ont reçu le nom de canaux demi circulaires, à cause de leur forme ; cet autre conduit replié en spirale à reçu le nom de limaçon. Ces conduits aboutissent tous ensemble à une cavité en forme d'ampoule, que l'on appelle vestibule; l'ensemble des cavités a reçu le nom de labyrinthe. C'est dans ces canaux que se trouve renfermée l'eau; par des milliers de petites ouvertures, le nerf accoustique pénètre dans ces conduits, divisé en un grand nombre de petits filaments qui sont comme tenus en suspension dans ce liquide. Ces canaux entièrement osseux ne présentent que deux petites ouvertures, dont l'une porte le nom de *fenêtre ovale*, et l'autre de *fenêtre ronde* ; ces ouvertures sont fermées par une pellicule assez résistante pour s'opposer à la sortie du liquide, et en même temps assez mince pour recevoir les ébranlements des ondes sonores. Pour garantir les pellicules d'un ébranlement trop considérable, il existe, à l'entrée du conduit auditif, une membrane, dure, résistante, fortement tendue, que l'on appelle membrane du *tympan*. Cette membrane laisse entre elle et le vestibule un espace rempli d'air que l'on appelle l'oreille moyenne : dans cet espace on trouve une série de petits os que l'on désigne sous les noms de *marteau*, d'*enclume*, d'*étrier*. L'étrier ferme la fenêtre orale et s'articule avec la tète de l'enclume ; par son autre extrémité, l'enclume s'articule avec le marteau, dont le manche est collé à la membrane du tympan.

Pour concentrer les rayons lumineux sur la rétine, nous avons vu que la nature s'était servie d'un corps lenticulaire ; pour diriger une plus grande quantité d'ondes sonores dans l'oreille, elle a placé sur les parties latérales de la tête un espèce de cornet accoustique que l'on appelle pavillon de l'oreille. Lorsque nous aurons examiné plus en détail chacune des parties de l'oreille, il me sera facile de vous faire comprendre comment les ondes sonores, portées sur la membrane du tympan, l'ébranlent et déterminent le déplacement du marteau, comment le marteau ébranle l'enclume, et l'enclume l'étrier, et celui-ci la membrane qui ferme la fenêtre ovale ; il en résulte un déplacement de l'eau contenue dans le labyrinthe; les molécules de cette eau heurtent les filets nerveux et produisent des impressions qui sont rapportées au cerveau.

D'après cet exposé rapide du système nerveux, nous serions autorisés à croire que toutes les parties du corps reçoivent leurs nerfs du cerveau, et que toutes les impressions sont rapportées à cet organe. Il n'en est point ainsi ; il existe des organes qui ne reçoivent point leurs nerfs du cerveau, et qui, par cela même, ne sont point placés sous son influence. De là, la grande division de *vie animale*, et de *vie organique*. Par *vie animale*, Bichat a compris tous les organes dépendant du cerveau; par vie organique, ceux qui en sont indépendants. Ces derniers reçoivent leurs nerfs d'un appareil nerveux particulier que l'on appelle *grand sympathique*. Ce grand sympathique se compose de petits renflements nerveux, *ganglions*, placés sur les côtés de la colonne vertébrale, depuis la partie supérieure du tronc jusqu'à la partie inférieure, et communiquant tous entre eux au moyen de petits filaments. De ces ganglions partent des filets nerveux, extrêmement déliés, qui vont se distribuer au cœur, aux poumons, au foie, à tout le tube intestinal, à tous les organes essentiels à la vie. Les organes qui ne reçoivent des nerfs que du grand sympathique ne sont point soumis à notre volonté, et les impressions perçues par ces organes ne sont point rapportées au cerveau. Ainsi nous ne pouvons faire que notre cœur batte plus vite, que nos vésicules pulmonaires absorbent une plus grande quantité d'oxigène, que notre estomac se débarrasse des aliments contenus dans sa cavité, que le foie secrète une plus grande quantité de bile, etc. L'air qui s'introduit dons nos poumons est chaud ou froid; notre cœur est rempli de sang, nous n'en avons pas la conscience. Tant que les aliments sont dans notre bouche, nous en apprécions la température, les différentes qualités. Ils arrivent dans l'estomac, ils y séjournent un temps plus ou moins long, nous ne les sentons plus. Ils chemineront dans nos intestins sans que nous puissions activer ou ralentir leur marche.

Qui peut nier, en effet, que nous ne puissions, selon notre volonté, faire agir nos mains, nos bras, et tous les organes qui tirent leurs nerfs du cerveau ; et que toutes les impressions reçues par ces mêmes organes ne soient rapportées au cerveau ?

Vous avez compris que les moindres impressions produites sur ces myriades de fibrilles nerveuses répandues à l'infini dans tous nos tissus, étaient transmises au cerveau; vous avez vu que cette transmission était d'autant plus parfaite que la surface tactile présentait plus d'étendue, et que la couche qui recouvrait l'épanouissement nerveux était plus mince, plus soumise à l'action des corps tangibles, que tous les sens se réduisaient à la condition du toucher, que la seule différence était dans la disposition de l'appareil propre à faire arriver les impressions au cerveau. Ainsi, nous avons vu, que le *toucher* s'exerçait par la peau, que pour mieux apprécier la forme et la surface des corps, la nature avait établi la main, appareil mobile qui peut saisir les corps et en parcourir les contours. Que pour le *goût*, elle avait épanoui sa pulpe nerveuse dans la tunique qui recouvre la langue ; que les filaments répandus à sa surface se trouvaient comme mêlés avec les parcelles savoureuses. Que pour l'*odorat*, elle avait établi dans les fosses nasales, à travers lesquelles l'air doit passer, une charpente osseuse (*les cornets*), pour le plus grand épanouissement du nerf olfactif. Que pour la *vision*, elle avait épanoui le nerf optique sous forme de membrane (*la rétrine*) sur une charpente transparente, (*le corps vitré*). Que pour l'audition, c'était dans l'eau qu'elle avait placé presque en état de suspension les divisions du nerf accoustique.

Au contraire, tous les organes essentiels à la vie, tels que le cœur, les poumons, le foie, une très-grande partie du tube intestinal, etc., exercent leurs fonctions sans que, par notre volonté, nous puissions en aucune manière en modifier l'action.

Rigoureusement parlant, tous nos organes reçoivent des nerfs de l'un et de l'autre système, puisque nous voyons le nerf *pneumo-grastrique* ou *petit sympathique* provenant du cerveau, envoyer des filets se mêler à ceux du grand sympathique, et ceux du grand sympathique se mêler à ceux du cerveau, mais dans des proportions extrêmement variables.

On peut ainsi diviser les organes en trois classes :

1.re Organes qui reçoivent des nerfs presque exclusivement du grand sympathique;

2.me Organes qui reçoivent des nerfs, et du grand sympathique et du cerveau ;

3.me Organes qui reçoivent des nerfs presque exclusivement du cerveau.

Dans la 1.re série, nous trouvons :

Le cœur ; les vésicules pulmonaires ; la partie moyenne du tube intestinal ; le foie ; la vésicule biliaire ; la rate ; le pancréas ; les reins.

Dans la deuxième série.

Le larynx ; le pharynx ; l'œsophage ; l'estomac ; le rectum ; la vessie ;

Dans la 3.me Série.

Tous les muscles du tronc et des membres.

Tous les organes de la 1.re série sont tout-à-fait en dehors de notre volonté, et les impressions reçues par eux ne sont point rapportées au cerveau. Nous savons que le cœur bat 60 à 70 fois par minute, mais nous ne pouvons faire que ces battements se fassent plus vîte ou plus lentement; rien ne nous dit que ces mouvements ont lieu. Il peut arriver que quelques points du cœur soient malades, et même qu'il soit depuis un temps fort long le siége d'un anévrisme, sans que nous en soyons prévenus par la douleur.

Pour les organes de la 2.me série, notre volonté peut jusqu'à un certain point, modifier leur action, et d'une manière d'autant plus puissante, que ces organes reçoivent une proportion plus grande de nerfs du cerveau. Les fonctions du pharynx, du larynx, sont presque entièrement soumises à l'empire de notre volonté; l'œsophage l'est déjà beaucoup moins, et l'estomac presque pas du tout: il en est de même du rectum et de la vessie.

Ces organes, avons-nous dit, reçoivent des nerfs et du cerveau et du grand sympathique; mais les nerfs du grand sympathique semblent se distribuer plus particulièrement à la tunique interne et les nerfs du cerveau à la tunique externe.

D'où il résulte que tant que l'impression n'affecte

que la première, nous n'en avons pas la conscience; mais si elle se communique à la seconde, notre cerveau en est impressionné.

Tous les organes de la 3.me série, au contraire, sont entièrement soumis à notre volonté, et les impressions produites sur eux, sont rapportées au cerveau avec la plus grande fidélité.

Il résulte de cet exposé, que nous sommes prévenus presque aussitôt, par la douleur ou par une sensation particulière, des besoins produits sur les organes de cette troisième catégorie;

Que sur les organes de la deuxième, nous n'en serons prévenus qu'autant que la lésion atteindra la tunique externe.

Et que sur les organes de la première série nous ne pourrons jamais être prévenus par la douleur, à moins que le désordre ne soit considérable.

S'il vous restait quelque doute sur la séparation du système nerveux en deux grands centres, il suffirait de vous rappeler que dans certaines circonstances, toutes les fonctions qui dépendent d'un de ces systêmes, présentent des dérangements considérables ou quelquefois cessent complètement, tandis que les fonctions qui dépendent de l'autre, paraissent se faire presque tout aussi bien. Ainsi dans l'épilepsie, toutes les fonctions qui dépendent du cerveau présentent des désordres épouventables, et cependant les fonctions de la vie organique contienuent à s'exécuter presque avec la même régularité. Dans d'autres circonstances, nous voyons toutes les fonctions de la vie organique présenter des dérangements notables, cesser quelquefois, et les fonctions de la vie animale rester dans un état d'intégrité parfait....

Si nous considérons le système nerveux de la vie organique dans les différentes classes d'animaux, nous le trouvons dans toutes, aussi parfait dans les classes inférieures que dans les supérieures, tandis que le système nerveux de la vie animale se réduit à peu de chose, et finit par disparaître dans les classes inférieures.

Pour compléter l'histoire de la vie, il me resterait encore à vous faire connaître comment les êtres se reproduisent, mais, pressé par le temps, par les circonstances, et limité par le cadre de cet aperçu, il me sera impossible de dérouler devant vous le tableau des phénomènes destinés à éterniser l'espèce. Je crois en vous avoir dit assez, cependant, pour faire naître en vous l'amour d'une science, qui, quoiqu'au premier abord paraissant étrangère à vos occupations, n'en est pas moins digne de tout votre intérêt; car, dans tous les temps, l'étude de l'anatomie et de la physiologie a été regardée comme une des occupations les plus élevées de l'esprit humain.

ANATOMIE CLASTIQUE.

LE CABINET DU DOCTEUR LAPELOUSE SE COMPOSE :

1° D'un modèle d'homme sur lequel se trouvent 130 parties que l'on peut détacher ; 1,700 objets de détails ; c'est-à-dire tout ce que peut indiquer le traité le plus complet d'anatomie descriptive.

2° D'un bassin de femme avec les vertèbres lombaires, le diaphragme, les muscles, les vaisseaux, les nerfs et les organes de la génération.

3° 7 utérus avec le produit de la conception au 20e jour, 1er, 2e, 3e, 4e, 6e et 9e mois ; des exemples de grossesse tubaire et ovarique.

4° Cœur de fœtus de grande dimension, se divisant en deux moitiés, montrant la disposition du trou de Botal, la valvule d'Eustache, le canal artériel, etc.

5° Pour la vision, un œil de très-grande dimension, avec une portion de l'orbite, les muscles, les vaisseaux, les nerfs, les membranes, le corps vitré, etc.

6. Pour l'audition, un temporal, montrant l'oreille interne, externe et moyenne, dans ses plus petits détails ; l'épanouissement des nerfs auditifs, etc.

7. Moitié de tête de grande dimension ;montrant la base du crâne, l'œil, l'oreille, les fosses nasales, la bouche, la langue, le pharynx, le larynx, avec les muscles, les vaisseaux, les nerfs jusque dans leurs plus petits détails.

8. Larynx de grande dimension, cartilages, muscles, vaisseaux et nerfs.

9° De quelques autres pièces, pour expliquer la digestion dans les ruminants et les gallinacés.

Outre les cours publics et particuliers d'Anatomie physiologique qui seront faits par le docteur Lapelouse, il sera facultatif, aux amateurs, de visiter son cabinet, et M. Lapelouse accompagnera l'exhibition de ces pièces, de toutes les démonstrations nécessaires.

www.ingramcontent.com/pod-product-compliance
Ingram Content Group UK Ltd.
Pitfield, Milton Keynes, MK11 3LW, UK
UKHW020512180726
13839UKWH00005B/2047

9 782329 454856